R. HYVERT

La Cure Thermale de Pougues

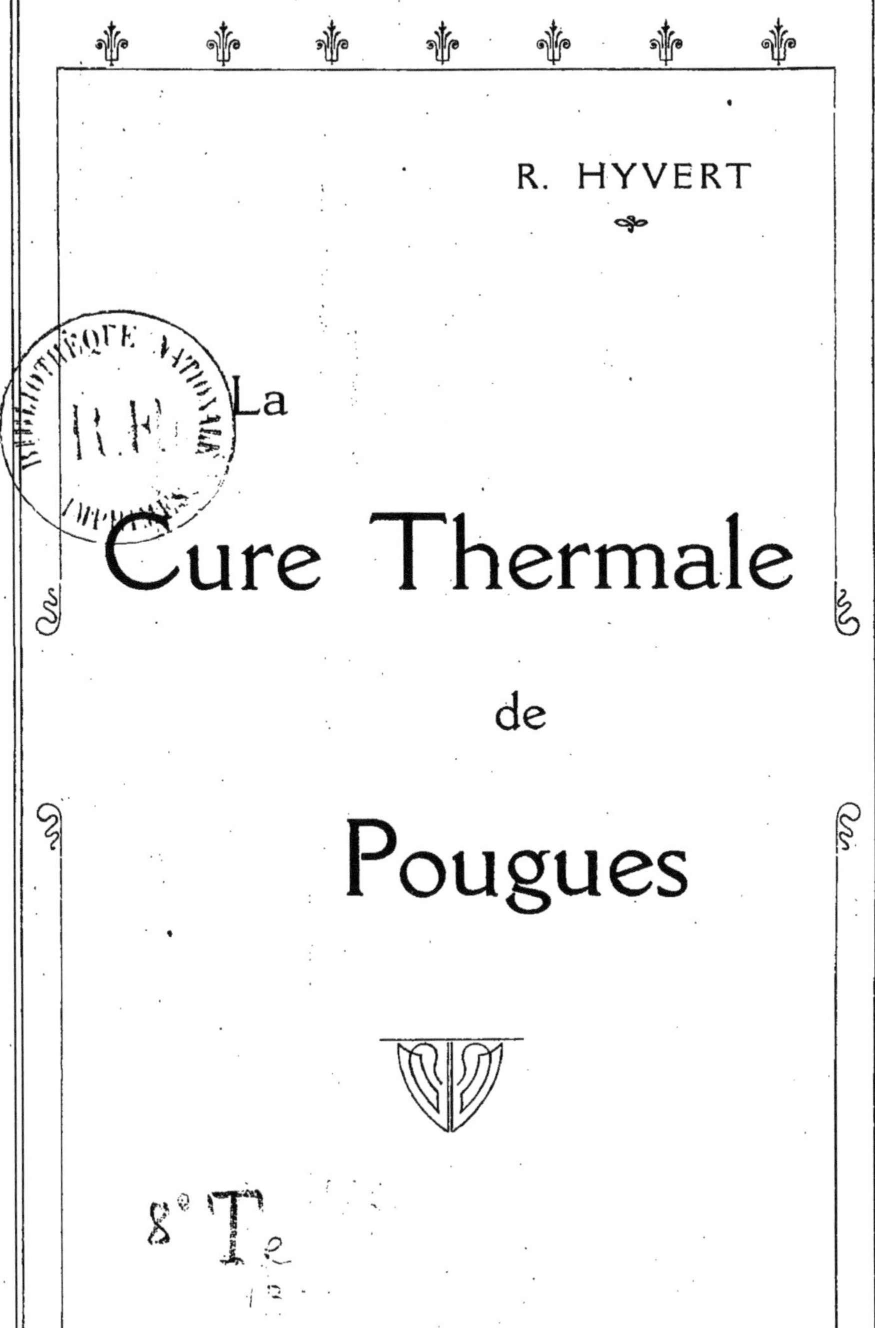

R. HYVERT

La Cure Thermale

de

Pougues

AVANT-PROPOS

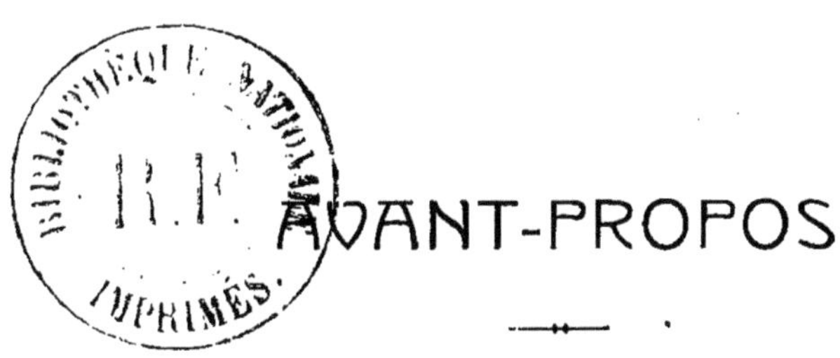

Il a paru à propos de résumer, dans une notice générale et bien à jour, les renseignements nécessaires sur la Cure thermale de Pougues. Cette notice est rédigée à la fois pour les médecins et pour le public. La rédaction en est donc volontairement très simple, mais la clarté ne peut-elle s'allier avec la plus grande exactitude médicale, à la condition d'éliminer les détails d'un caractère trop scientifique et publiés ailleurs.

En médecine générale, ce genre de publications mixtes ne saurait être encouragé. Si nous mettons à part l'hygiène et les conseils, plutôt préventifs que curatifs, le profane a beaucoup plus à perdre qu'à gagner à la lecture des travaux techniques. Il semble, au contraire, qu'en médecine thermale il y ait tout avantage à provoquer une bonne entente entre la Faculté qui ordonne et le malade qui obéit... ou devrait obéir !

L'auteur tente l'expérience d'un texte s'adressant à des lecteurs assez différents. Il est heureux et fier d'apporter sa modeste contribution, toute d'intérêt pratique, à l'œuvre de grande haleine qui s'ébauche en France en faveur de nos stations thermales et climatiques. Car elles méritent une propagande plus active aussi bien par la netteté de leurs indications que par la beauté de leur sites.

Pougues est une des stations les plus favorisées à ce double point de vue. Nombreux sont les baigneurs qui

r viennent périodiquement pendant 5, 10, 20 ans et plus.
Est-ce un pur sentiment de gratitude qui lui vaut tant de
fidélité ? Peut-être. Mais les amis de Pougues ne se sen-
tent-ils pas attirés, ce faisant, par le charme d'une délicieuse
villégiature et d'une note discrètement mondaine de la
station ?

Le vieux passé de Pougues autorise à lui prédire le
plus bel avenir. Les derniers travaux scientifiques confirment, éclairent et développent les notions acquises par
quatre siècles d'observations. Et nos malades ne trouveraient certainement ni à l'étranger, ni en France, une
cure d'eau plus digestive et plus remontante dans un
milieu thermal mieux en rapport avec leur état.

Dr ROGER HYVERT

Médecin-Consultant de la Station,
Rédacteur en chef du Nouveau Journal des Médecins.

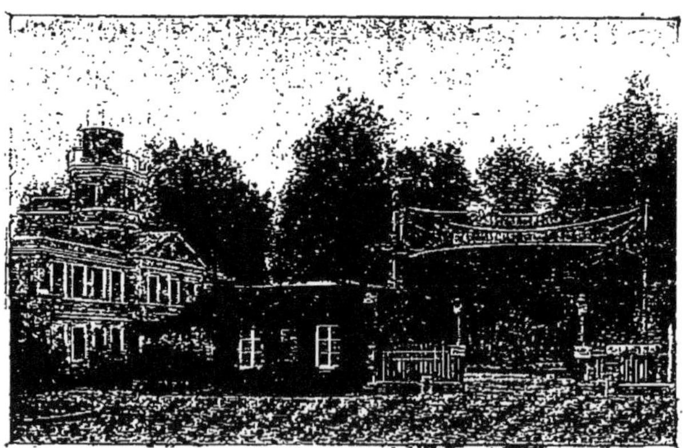

Entrée de l'Etablissement Thermal

Cette brochure comprend deux parties : 1° Etude de la cure thermale ; 2° Conseils aux baigneurs et renseignements.

1° La Cure Thermale

Une étude résumée de la cure thermale comporte les divisions suivantes : historique de la Station, notes géologiques ; propriétés physiques, chimiques, physiologiques et biologiques des Eaux ; indications médicales et contre-indications ; adjuvances de la cure.

HISTORIQUE. — Les documents historiques intéressent tout esprit curieux. Ils présentent, pour Pougues, une valeur plus grande puisqu'ils attestent que notre station ne bénéficie nullement d'une vogue éphémère. Les qualités de la cure thermale ont été mises en valeur et contrôlées par une observation séculaire.

Le premier ouvrage sur Pougues porte la date de 1584. Il a pour auteur, le célèbre docteur Pidoux, l'inventeur de la douche et a pour titre : « Des fontaines de Pougues en Nyvernais. De leur vertu, faculté et manière d'en user ». En 1595, Jean Pidoux publie un second ouvrage : « Discours de la vertu et de la fontaine de Pougues et administration de la douche ». Jusqu'à cette époque, *seuls les habitants du Nivernais et de la Bourgogne* venaient se soigner à Pougues. Avec Pidoux va commencer la *réputation de la station* et l'on y verra venir et les rois et la Cour. D'après Pidoux les Eaux de Pougues sont « apéritives, désobstruantes, diurétiques, sudorifiques, toniques ». Il les préconise « contre la *faiblesse d'estomac,* contre le vomissement, l'ardeur des viscères, le flux hépatique, la mélancolie, le flux hémorroïdal, la jaunisse, la colique néphrétique, les vices des règles, les pâtes couleurs ». Indications a priori assez différentes, mais que des données médicales précises, des dominantes comme nous disons aujourd'hui, relient entre elles. Il est vraiment remarquable de constater que ces indications qui n'ont jamais varié depuis, Pidoux les a magistralement fixées. Bien plus, il a donné les détails essentiels du traitement. On aurait grand plaisir à le citer en entier. Il se montre déjà partisan *du repos physique et moral*. Il veut qu'on devise sans fatigue. Aux femmes, il défend de coudre, de travailler le corps plié et la tête basse ; aux hommes, de lire et d'écrire surtout après la boisson et les repas. Et si l'on se récrie sur la sévérité d'un pareil régime, Pidoux répond qu'il ne faut pas « faire autre besogne que travailler pour sa santé ». Nos prescriptions sont moins draconiennes à cette date, mais Pidoux n'avait-il pas raison de croire qu'il n'est pas superflu de faire quelques sacrifices pour se bien porter. Et s'il vivait aujourd'hui, il exigerait certainement plus d'obéissance médicale encore, car la plupart de nos baigneurs ont accumulé les effets désastreux des soucis, du surmenage et des fautes d'hygiène dans des proportions inconnues de ceux qui nous ont précédé.

Les successeurs de Pidoux vont apporter certes des notions nouvelles, grâce aux progrès de la médecine ; leurs travaux ne diminuent en rien l'œuvre considérable du premier médecin de Pougues. On peut donc passer plus rapidement sur les autres documents historiques.

De 1595 à 1608, Anthoine de Fouilloux publie un ensemble des « plus notables observations de la guérison des maladies, faites par l'usage de la dite eau médicinale de Pougues ». Parmi ces observations à noter celles qui ont trait à la débilité de l'estomac, à la chlorose, à l'hypocondrie et aux coliques néphrétiques.

Après avoir cité Raimond de Massac, nous arrivons à Nicolas Abraham, sieur de la Framboisière, dont le professeur Gilbert évoquait tout récemment la captivante figure. Le sieur de la Framboisière consacre quatre chapitres de son neuvième livre aux Eaux de Pougues. Titre de l'ouvrage : « Le Gouvernement nécessaire à chacun pour vivre longuement en santé ». Il fixe certaines propriétés des Eaux d'après leur composition « prouvée par l'observation et quelques expériences physiques ».

En 1600, de la Rivière fait transporter de l'Eau de Pougues pour le Roi. En véritable précurseur, il conseille les cures *alternées*. Les personnes, écrit-il, qui se sont rendues à Bourbon-Lancy ou Bourbon-l'Archambault ont besoin d'aller passer plusieurs jours à Pougues, en buvant les eaux « pour leur raffraichir le foye et les reins échauffés outre mesure par le long usage des bains ». *A combien de baigneurs* de stations autrement fatigantes que Bourbon-Lancy et Bourbon-l'Archambault cet excellent conseil d'une cure reposante et tonique à Pougues pourrait rendre service, en notre XX° siècle !

Au XVII° siècle on voit apparaître surtout les premiers traités généraux sur les Eaux minérales. Jean Banc prend les Eaux de Pougues comme type des eaux froides médicamenteuses. Il nous donne une bonne description de la dyspepsie et des effets des Eaux de Pougues dans leur traitement ; et le premier il recommande notre cure pour les migraines et les vertiges ! Il faut encore mentionner Jean-Baptiste Bourbonnais et Estienne Flamant.

Ainsi que le signale Janicot, dans tous ces travaux, la thérapeutique des Eaux de Pougues est toujours ramenée dans le même cadre, c'est-à-dire qu'elles conviennent aux maladies des organes situés au-dessous du diaphragme.

Cette première période historique, qui s'étend du xvi° siècle à la première partie du xix° siècle est toute d'observation, d'empirisme même, comme il convient en pareil cas.

La seconde période, à la fin du xix° siècle, est celle de la physiologie et des analyses chimiques, analyses du suc gastrique, analyses d'urines. Les dyspepsies sont mieux caractérisées et classées. On établit scientifiquement que les dyspepsies *par défaut*, constituent la première spécialisation de Pougues. Tous les grands cliniciens de cette époque ont parlé de Pougues, plus ou moins. Bien qu'il ne nous appartienne par de nommer les auteurs de la période actuelle, il faut remercier les maîtres de l'Hydrologie française et ceux qui se vouent à une propagande active et légitime : MM. Robin, Bardet, Caron de la Carrière, Jouaust, Pʳ Gilbert, Pʳ Carnot, promoteur du Musée d'Hydrologie de la Faculté et, en province, MM. Ausset, Pierry, Pic, Sellier, Imbert, Chassevant, Bardinet, etc. Nous devons citer : Trousseau, qui fut un grand ami de Pougues, Dujardin-Baumetz, Germain Sée, Bouchardat, Lécorché, Ferrier, Bazin, Bouchard, Letulle, Teissier, Huchard, qui proposa la cure de terrain de Pougues-Bellevue et Landouzy qui la vantait avec conviction aux médecins des voyages aux Stations thermales et climatiques, Glénard, Enriquez, Mathieu, etc. Trousseau, dans ses cliniques de l'Hôtel-Dieu, enseignait que « les Eaux de Pougues sont les seules qui combattent efficacement les altérations de la digestion, de la sécrétion urinaire et de la respiration cutanée. *Elles agissent en régularisant les grandes fonctions qui constituent l'acte capital de la nutrition.* » Parmi les médecins de la Station, le docteur Bovet a écrit une monographie importante sur l'étude chimique, physiologique et thérapeutique des Eaux minérales de la Source Saint-Léger. Vers la même époque, Janicot multiplie les publications sur la cure thermale et sur Bellevue qui fut son œuvre. Il a insisté à juste titre sur les affections digestives comme indications essentielles de la Cure de Pougues. Sous son impulsion, Pougues a connu ses années de grande vogue. A partir de 1905, on s'est rendu compte du parti qu'on pouvait tirer de notre cure thermale pour le traitement de l'épuisement nerveux et des états neurasthéniques qui s'accompagnent si souvent de troubles dyspeptiques.

Enfin la théorie de la recalcification s'est imposée, expliquant le rôle du bicarbonate de chaux dans l'action des Eaux de Pougues, si nettement reminéralisantes.

Dans la période actuelle, de clinique et de biologie associées, les travaux sur Pougues bénéficient de tous nos progrès scientifiques. Les idées nouvelles ont nécessité l'adjonction à l'Etablissement Thermal d'un Laboratoire de biologie où il est possible de porter un diagnostic rigoureusement exact, le cas échéant, et de contrôler les résultats du traitement, si malades ou médecins le désirent.

Nos baigneurs illustres. — Après avoir rendu un hommage mérité à ceux qui nous ont révélé la valeur incontestable de notre Cure thermale, deux mots seulement sur les hôtes illustres de la Station... dans les siècles précédents !

Comme dès l'époque romaine, appréciée des habitants des régions voisines, la Station eut Henri II comme premier client de marque. Dès lors elle est devenue la Station de la Cour de France qui l'a fréquentée assidûment jusqu'à la fin du règne de Louis XV. Le 15 septembre 1670, Louis XIV accorde par gratitude les lettres patentes à Pougues. A rappeler parmi nos hôtes illustres le prince de Conti (une allée de tilleuls à Pougues porte son nom), Gaston d'Orléans, le duc de la Vallière, le cardinal de Retz, le duc de Mayenne, Adam Billaud, Mesdames de Fontanes, de la Vallière, de Montespan, de Lon-

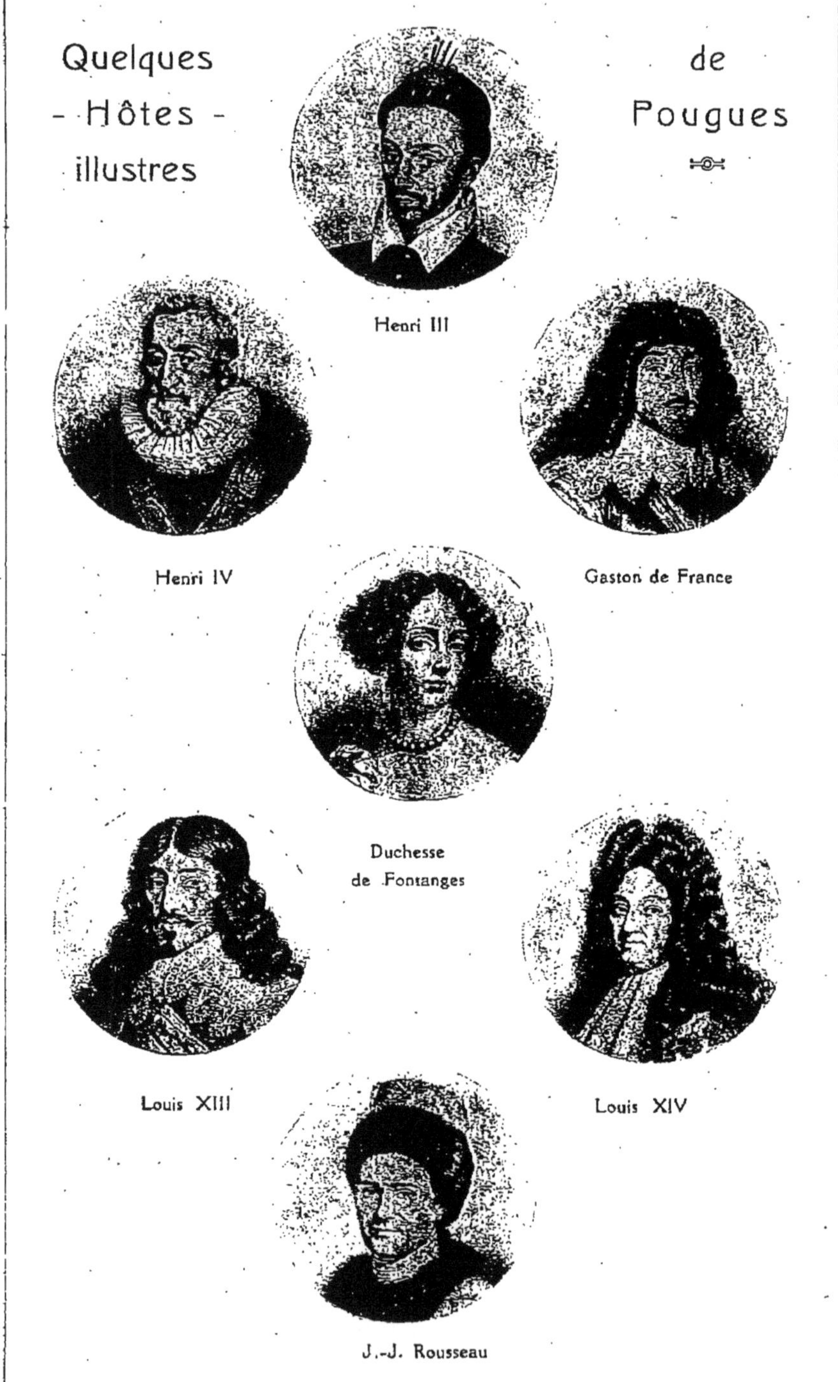

Quelques
- Hôtes -
illustres
de
Pougues
Henri III
Henri IV
Gaston de France
Duchesse
de Fontanges
Louis XIII
Louis XIV
J.-J. Rousseau

gueville, les princesses Victoire et Adelaïde de France, Jean-Jacques Rousseau, etc.

Quelques mots de la Géologie régionale. — L'étude géologique de la Station a fait l'objet des principaux travaux suivants : Friedel : Note sur les sources minérales de Pougues ; abbé Dasse : Les Eaux de Pougues ; Delaunay : Recherche, captage et aménagement des sources thermo-minérales ; Daubrée : Les eaux souterraines à l'époque actuelle ; P. Combe Fils : L'origine des Eaux de Pougues ; A. Massé : Le canton de Pougues. L'abbé Dasse précise ainsi la situation de Pougues : A 12 kilomètres au nord de Nevers, à l'altitude moyenne de 190 mètres au-dessus du niveau de la mer et 20 mètres au-dessus de la Loire, la petite plaine de Pougues ouverte du seul côté de la vallée de Garchizy-Fourchambault est renfermée des trois autres côtés par un amphithéâtre de collines élevées d'environ 300 mètres ». Le même auteur, dans une étude détaillée des failles « ou plans de fracture de l'écorce terrestre disloquée » rappelle que Delaunay met en relation les sources de Pougues avec le système des failles du Sancerrois et celles de Saint-Honoré, Bourbon-Lancy, Vichy, Chateldon, avec la faille limite ouest du Morvan, les unes et les autres constituant les bords des effondrements dans lesquels se sont formés les bassins tertiaires. Le sol est constitué par du terrain jurassique. Les Eaux de Pougues ont une origine lointaine et profonde ; voisines de celles de Vichy elles sont modifiées par leur circulation à travers les sédiments de l'âge secondaire. Elles jaillissent du calcaire à entroques bajocien, les unes par voies naturelles, les autres par sondages et toutes traversent des couches alternées de calcaires et de marnes.

PROPRIÉTÉS PHYSIQUES ET CHIMIQUES DES EAUX DE POUGUES. — Voici tout d'abord l'analyse des trois principales sources actuellement exploitées :

Eléments	Source St-Léger	Source Alice	Source St-Léon
Acide carbonique libre	2.178	2.000	
Bicarbonate de soude	1.0302	0.1860	1.627
Bicarbonate de chaux	1 8934	2.1040	1.615
Bicarbonate de fer	0.0600	0.0260	0.0932
Sulfate de soude	0.1768	0.2300	0.149
Chlorure de sodium	0.1417	0.2120	0.182
Chlorure de lithium	0.0468	0.0060	0.009
Arseniate de soude			0.0018
Bicarbonate de potasse	0.0699	0.0260	0.038
Bicarbonate de magnésie	0.4554	0.3040	0.492
Bicarbonate de lithine			0.020
Silice	0.0340	0.0290	0.012

Les Eaux de ces trois sources sont froides, agréables au goût, avec une saveur légèrement piquante due à l'acide carbonique. Elles ont une réaction neutre et même alcaline après évaporation de l'acide carbonique. Elles sont dites bicarbonatées mixtes ; elles sont ferrugineuses, calciques, sulfatées, sodiques faibles, magnésiennes, lithinées et arsenicales. Il n'a pas été fait d'études de leurs propriétés radio-actives ; ces propriétés ne présentent théoriquement qu'un intérêt assez secondaire pour une cure de boisson.

Propriétés physiologiques des Eaux de Pougues.
— Ce paragraphe qui comporterait les plus grands déve-
loppements scientifiques doit être ici très résumé. Comme
première action, les Eaux de Pougues excitent la sécrétion
et la motricité de l'appareil digestif ; elles exercent aussi une
excitation sur les fonctions biliaires, rénales, glandulaires,
etc., qu'elles régularisent.

Leur action générale sur la nutrition, soulignée par
Trousseau, est aussi importante pour le traitement des
dyspepsies que pour tous les autres cas où la cure thermale est bien indiquée. « Le relèvement des forces, chez
les personnes affaiblies, n'avait pas échappé aux premiers
observateurs, écrit Janicot. C'est même une des choses
qui les frappèrent le plus et, avec raison, car ce relèvement
est à peu près constant et souvent très remarquable. » Il
n'est pas toujours facile, a-t-on dit, d'expliquer les effets
des eaux d'origine profonde, on a coutume de les considé-
rer à ce point de vue comme un tout complexe. Les propriétés physiologiques de nos Eaux sont moins mystérieu-
ses. Ces eaux sont excito-sécrétoires et excito-motrices,
parce que froides, bicarbonatées mixtes, sulfatées sodiques et parce que riches en acide carbonique ; elles sont
antigastralgiques par le bicarbonate de chaux et l'acide
carbonique libre ; elles agissent dans les lithiases par leurs
bicarbonates alcalins ; dans les anémies par leurs éléments
reminéralisants et ferrugineux ; dans l'épuisement nerveux
par action des éléments métalliques sur les ferments et les
glandes internes. Ces dernières actions sont connues depuis
peu de temps, elles nous permettent de comprendre la guérison si rapide des convalescents, des adolescents à croissance difficile et des malades de la nutrition déprimés, guérison surprenante parfois et restée inexpliquée jusqu'à nos
jours.

Dans l'ensemble, les Eaux de Pougues, bues à la
source, à des doses déterminées, sont particulièrement
« remontantes ».

Contre-indication. — Avant de donner les indications médicales de la station, il est capital d'en connaître
les contre-indications. A Pougues on ne doit traiter ni le
cancer, ni l'ulcère d'estomac actif, ni la tuberculose caractérisée, ni l'hypertension excessive et *permanente,* ni certains grands neurasthéniques qui ressemblent un peu trop
aux mélancoliques de Pidoux et ont besoin par conséquent
d'une surveillance beaucoup trop spéciale pour qu'elle
puisse être effective dans une ville d'eaux. Ces malades seront isolés plutôt dans un établissement spécial.

Indications essentielles de la Cure de Pougues

Dans une thèse de la Faculté de Lyon, du docteur Dardy [1], entièrement inspirée d'ailleurs par l'auteur de cette brochure, une nouvelle classification des indications de Pougues a paru plus logique et mieux en rapport avec les progrès de la science. Très simple, elle précise et confirme l'expérience du passé. Elle répond aussi au mot d'ordre général qui exige de ne retenir surtout que les spécialisations essentielles de chaque cure thermale.

Les spécialisations essentielles de Pougues sont incontestablement : les insuffisances digestives et les insuffisances nerveuses. De cette formule, difficile à oublier, résultent des avantages très nets et pour le médecin et pour le public. Il suffit d'un peu de réflexion pour retrouver sans peine les indications comme les contre-indications de détails. Un exemple. On voit très bien que les dyspepsies les plus sûres d'être guéries à Pougues sont précisément les variétés où la sécrétion et la motricité de l'estomac sont *insuffisantes*. Plus la sécrétion gastrique sera forte, avec sensation de brûlures intolérables, etc., moins elle aura de chance d'être améliorée par notre cure thermale. Il en est de même des nerveux. Ce sont les déprimés qui seront le plus vite guéris. Mais, à ce point de vue une restriction s'impose ; si les grands excités pas plus que les aliénés n'ont pas à venir faire une saison à Pougues, l'irritabilité, par contre, qui est pour le système nerveux une manifestation de fatigue et d'*insuffisance,* relève incontestablement de notre cure.

Cette classification offre un nouvel intérêt pratique. Quand on hésite pour savoir si diabétiques, goutteux, convalescents, adolescents à croissance difficile, lithiasiques, obèses, doivent aller à Pougues ce sont toujours ces mêmes insuffisances nerveuses et digestives qui commandent une cure à Pougues.

Parmi les *insuffisances digestives* on peut citer les suivantes :

1° Au premier plan, les dyspepsies dites hyposthéniques. Pratiquement, on les reconnaîtra à ces signes : perte d'appétit ; ballonnement, somnolence et malaises gastriques survenant aussitôt après les repas ; à côté de ces

---

1. Janvier 1921.

grands symptômes dits à horaire précoce quelques signes
de moindre importance et plus inconstants : troubles vaso-
moteurs (congestion du visage), lassitude, vertiges, an-
goisse, renvois de gaz malodorants plutôt tardifs par rapport aux repas. Dans ces dyspepsies autonomes, la cure de
Pougues agit toujours. M. Binet, de Vichy, voulait bien
le rappeler en 1920 à la Société d'Hydrologie ;

2° Les dyspepsies avec hyperchlorhydrie légère et
atonie gastrique et qui comportent un traitement très spécial ;

3° Les fermentations gastriques qu'il y ait hyper ou
hypochlorhydrie (professeur Robin) ;

4° Les migraines digestives ;

5° Les vertiges gastriques ;

6° Les dyspepsies secondaires (en rapport avec d'autres maladies : ptoses, troubles utéro-ovariens nerveux,
etc.) ;

7° Les dyspepsies intestinales si bien décrites par
M. Lœper ; surtout s'il y a de l'*atonie* gastro-intestinale ;

8° L'atonie gastrique dans ses formes curables. Mal-
heureusement la cure est une arme à deux tranchants. Et
le malade qui se soignerait lui-même, en dehors de toute
surveillance médicale aurait neuf chances sur dix de faire
un traitement intempestif et dangereux, en admettant qu'il
n'ait qu'une chance sur deux de se nuire en se soignant
seul dans les autres cas.

On ne saurait oublier que ces affections et les signes
énumérés ci-dessus peuvent être également provoqués par
des lésions organiques graves : cancer, ulcère. Dès qu'un
état dyspeptique paraît sérieux ou se prolonge, il devient
indispensable de faire un diagnostic rigoureusement exact.
En pareil cas, on éliminera à coup sûr l'hypothèse d'une
lésion organique par des examens multiples : examens du
suc gastrique, des cellules gastriques, des selles ; examen
radioscopique qui permet aujourd'hui non seulement de
voir l'état anatomique de l'appareil digestif mais aussi
d'étudier ses fonctions. Tous nos dyspeptiques n'ont pas
besoin, évidemment, d'être soumis à ces recherches à la
Station quand elles n'ont pas été poursuivies ailleurs ; mais,
ils ont à leur disposition, à l'Etablissement Thermal, un
Laboratoire dirigé par un médecin compétent.

En résumé Pougues réclame et guérit la majorité des
gastropathies purement fonctionnelles.

Parmi les *insuffisances nerveuses,* ce sont les états de
dépression, de fatigue nerveuse, avec ou sans irritabilité,
la neurasthénie dans ses formes moyenne et légère qui
restent tributaires de Pougues.

Les asthénies se rencontrent dans plusieurs maladies. Aussi bien est-il fort rare que les dyspepsies ne s'accompagnent pas de manifestations nerveuses variables, de même qu'elles compliquent presque toujours les insuffisances nerveuses. Les médecins de Pougues se sont donc montrés très avisés en apportant toute leur attention à cette catégorie de malades, victimes des soucis modernes, d'une hygiène déplorable ou d'une existence mondaine mal comprise. Il n'est pas exagéré de dire que nous avons là une clientèle nouvelle et qui doit devenir de plus en plus nombreuse et qu'on verra reconnaissante et fidèle. Une statistique de la Station sur les neurasthéniques seuls, donne un pourcentage de 57 % de guérisons définitives et de 33 % d'améliorations.

A la vérité, il n'est pas de station qui soit plus particulièrement la station des nerveux : « Ils y trouveront tout réuni. Ils y mangeront et engraisseront sous l'influence de l'eau. Ils y dormiront avec le climat. Le calme et le repos « organisé » auront raison de leur irritabilité. Bien des malades qui n'avaient ni dans des établissements hydrothérapiques luxueux, ni dans d'autres stations, pu trouver la guérison, ont, après un séjour de quelques semaines (6 à 10 en moyenne) retrouvé l'intégrité de leurs fonctions physiques et intellectuelles ». Un neurasthénique qui mange et qui dort normalement ne tarde pas à guérir. A la fin de sa saison, il suit le traitement commun et se confond avec les autres baigneurs.

Veut-on savoir la proportion des insuffisances digestives et nerveuses traitées en 1920 ? Voici quelques chiffres empruntés à notre statistique personnelle : dyspepsies essentielles 19 % ; dyspepsies avec ptoses 5 %, avec atonie forte 5 %, avec troubles utéro-ovariens 5 %, avec troubles hépatiques 5 %, dyspepsies nerveuses 26 %, neurasthénie caractérisée 13 % ; anorexie mentale 4 %, croissance, anémies 10 %.

Autres Indications. — Ce qui vient d'être dit des insuffisances digestives et nerveuses permet d'être très bref sur les autres indications. En présence d'un *diabétique,* d'un *goutteux,* d'un *convalescent,* d'un *adolescent à croissance difficile,* d'un *lithiasique,* d'un *anémique,* d'un *obèse,* on désigne Pougues de préférence à toute autre station, si ce diabétique, si ce goutteux, si ce convalescent, si cet adolescent à croissance difficile, si ce lithiasique, si cet anémique, si cet obèse, présentent en même temps des troubles digestifs et des troubles nerveux (irritabilité ou asthénie). Ni la mer, ni la montagne, ni les Villes d'Eaux bruyantes ne conviennent à des nerveux dyspeptiques. On nous dispensera de développer ces indications toutes très importantes. Il y aurait beaucoup à dire en particulier des diabétiques, des insuffisants glandulaires de la croissance et des maladies de nutrition. A signaler aussi les maladies des organes de la femme ; nos prédécesseurs avaient une foi très grande aux effets de la cure dans ces maladies. Les spécialistes modernes ne l'oublient pas. Inutile donc de nous étendre sur ces détails. Un mot des *maladies du foie.* Janicot réclame : 1° Les cas de lithiase biliaire quand elle est directement, manifestement liée à un fonctionnement gastrique défectueux (atonie, stase ou encore lorsqu'elle coïncide avec un mauvais état général, un âge un peu avancé, une grande dépression des forces ; 2° Les congestions du foie fréquentes chez les enfants dont l'hygiène alimentaire est mauvaise. « L'état gastro-hépatique des jeunes enfants pâlots et chétifs — comme le sont tant de petits parisiens même dans les classes riches, se trouve bien, nous ne craignons pas de l'affirmer, d'une cure de Pougues. J'ajouterai que j'ai toujours été frappé de la tolérance des enfants même tout jeunes — six à huit ans — pour l'eau de Saint-Léger ». Enfin les anémiques des pays chauds retrouveront à Pougues l'appétit, le sommeil et leurs forces. Et certains paludiques aussi.

LES ADJUVANCES DE LA CURE THERMALE. — La cure de boisson n'est qu'une partie de la cure thermale. A Pougues toutes les ressources spéciales de la Station concourent, de la manière la plus heureuse, au traitement complet des malades vraiment justiciables de ce traitement.

Régime. — Pougues est une station de dyspeptiques, on y place donc en tête des conditions « favorisantes » d'une bonne cure, le régime alimentaire. Les prescriptions individuelles, l'expérience acquise dans les hôtels et maisons de famille facilitent du reste les obligations de nos baigneurs. Dans l'ensemble, le régime est observé. On parvient même à réaliser de petites prouesses culinaires qui rendent appétissant un régime par ailleurs assez sévère. Bien plus, il y a lieu de se défier des effets souvent trop rapides de la Source Saint-Léger. Le malade digère des mets dont il ne voulait plus depuis bien longtemps. Et, venu à la Station anorexique, encouragé par ces progrès, il mange. Il lui arrive de manger trop copieusement peut être s'il ne reste pas sous l'autorité du médecin ou si sa confession à ce dernier n'est pas complète. Mais, en général, il ne trouvera aucun aliment interdit sur les tables de régime. Et c'est déjà un point essentiel, mais pour un dyspeptique, la quantité des aliments a autant d'importance que la qualité.

Au contraire, nous recevons assez souvent des malades anémiés, affaiblis, sans appétit, parce qu'ils ont suivi trop bien ou trop longtemps un régime rigoureux. Pour eux, comme pour tous les dyspeptiques, dont deux cas semblables n'existent jamais au cours d'une même saison, il faut surtout un régime très personnel, bien approprié et attentivement surveillé.

Traitement thermal. — L'Etablissement met à la disposition des malades tous les moyens hydrothérapiques usuels : douches sous toutes les formes, bains médicamenteux, bains carbo-gazeux artificiels, bains de lumière dowsing, bains de siège à eau courante, si appréciés de la clientèle féminine. Les baigneurs ne doivent pas être surpris des modifications apportées, pendant leur traitement, à la première ordonnance d'hydrothérapie établie le jour ou le lendemain de leur arrivée. Les réactions individuelles, les changements de température, des troubles de santé passagers ou passés inaperçus à une première visite, imposent des prescriptions nouvelles.

Massage. Exercices. — Un professeur de gymnastique, de culture physique et d'escrime et des masseurs parisiens sont attachés à l'Etablissement Thermal pendant la saison. Les malades qui viennent à Pougues sont plutôt des atoniques qui ont intérêt à profiter de leur séjour dans la Station pour utiliser le massage ou les méthodes d'entraînement physique et même de rééducation motrice, chez quelques nerveux.

Cures de repos, d'air, de terrain. — Il n'est pas de station en France qui dispose de plus d'espaces libres pour les jeux en plein air. Il n'en est pas, non plus, de mieux organisée pour les cures d'air, de repos et de terrain. Dans les quatre parcs de l'Etablissement, on ignore la circulation des véhicules qui y est interdite et la poussière et le bruit. La pureté de l'air, proverbiale, est due à l'oxygénation locale (végétation abondante) et au double voisinage de la vallée de la Loire et d'une forêt de l'Etat de grande étendue.

On conçoit combien il devient aisé, dans ces conditions, de réaliser les cures d'air et de repos dont la plupart de nos malades ont, au moins en arrivant, le plus grand besoin. La Station permet aux uns le mouvement et les promenades dans les environs immédiats, elle permet aux autres le calme le plus complet.

MM. Jéramec, Huchard et Janicot, en dotant la Station du parc de Pougues-Bellevue, ont ajouté un charme de plus à la villégiature ainsi qu'un traitement nouveau. Car, à Bellevue, la cure thermale se complète de la manière la plus utile et la plus agréable. On se lasse assez vite de la vue des plus beaux arbres et du séjour dans la Station proprement dite. A Bellevue (altitude 300 m.) sur une terrasse bien exposée, face à la Loire, avec devant elle, un panorama unique, les cures de repos dans un bain d'air, de lumière et de soleil sont faites avec plaisir par les nombreux baigneurs installés l'après-midi sur chaise-longue.

La cure de terrain n'a pas, depuis quelques années, la vogue qu'elle mériterait. Elle était considérée par nos prédécesseurs immédiats comme un complément logique et presque nécessaire du traitement complet. Sans parler de la méthode allemande d'Œrtel, on peut dire que la marche entraînée réalise, pour les dyspeptiques en particulier, des effets physiologiques et thérapeutiques remarquables. Les itinéraires et les pentes peuvent être pour ainsi dire dosés par les médecins de la Station.

On comprend que tous ces adjuvants de la cure de boisson doivent intervenir dans une mesure variable mais en définitive certaine, dans la guérison de nos malades. Ce qu'il faut obtenir pour eux c'est l'application de ces ressources spéciales dans les conditions médicalement déterminées où elles peuvent leur rendre le *maximum de service.* Les courbes de pesées et de pression artérielle et, s'il y a lieu, divers examens biologiques en fin de cure confirment les bons résultats cliniques généralement observés.

LES ENFANTS A POUGUES. — On voudrait voir, en août et septembre, une foule de jeunes gens, de jeunes filles et d'enfants se livrer à la culture physique dans les parcs de la Station. Ils peuvent jouer dans des conditions idéales de sécurité et d'hygiène. Ils profiteraient de la cure thermale et des bienfaits de la vie rurale, saine et naturelle dans un site agréable où l'oxygénation est parfaite. Les dyspeptiques et nerveux s'y trouveraient infiniment mieux qu'à la mer, à la montagne ou dans certaines stations dont la note est moins familiale, sans être pour cela plus élégante. Le professeur Ausset a montré dans un livre sur nos stations thermales l'intérêt qu'il y avait à envoyer plus d'enfants à Pougues, appelé le Vichy des Enfants par un maître en médecine infantile. Et rien de plus exact pour les dyspepsies du second âge et de l'adolescence, pour les congestions du foie fréquentes chez les jeunes sujets suralimentés ou victimes d'autres erreurs d'hygiène. Le traitement à Pougues des anémies, des convalescences, des croissances difficiles, avec ou sans troubles digestifs, avec ou sans troubles nerveux donne les meilleurs résultats. N'oublions pas, en effet, que les Eaux de nos sources contiennent plus de 2 gr. de bicarbonate de chaux, qu'elles améliorent ou guérissent les insuffisances glandulaires d'observation banale dans la croissance, dans les convalescences et dans la prédisposition héréditaire aux maladies dites de la nutrition. Si les médecins d'une part et les familles de l'autre, se rendaient compte des services considérables que Pougues peut rendre aux jeunes gens, notre station serait bientôt trop petite pour recevoir cette seule catégorie de joyeux baigneurs.

En résumé les indications principales de Pougues sont les suivantes :

Parmi les insuffisances digestives : les dyspepsies, les fermentations gastriques, les migraines digestives, les vertiges d'estomac, les dyspepsies secondaires, les dyspepsies intestinales, l'atonie gastrique.

Parmi les insuffisances nerveuses : la fatigue et la dépression générale, l'irritabilité nerveuse, les états asthéniques et neurasthéniques.

Parmi les diabétiques, les goutteux, les lithiasiques, les anémiques, y compris ceux des pays chauds, les convalescents, les adolescents à croissance difficile, tous ceux qui présentent des troubles digestifs et nerveux concomitants doivent aller à Pougues.

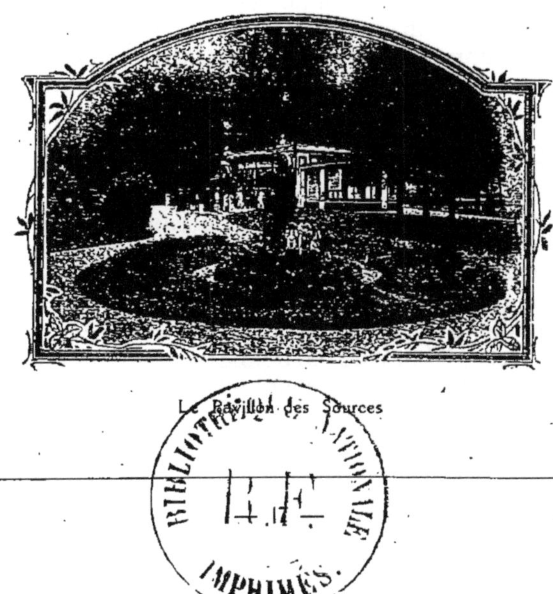

Le Pavillon des Sources

2° Renseignements généraux et Conseils aux baigneurs

Toute personne décidée à venir se soigner à Pougues, doit, avant son arrivée, avoir déjà choisi son hôtel ou sa pension de famille ou sa villa meublée. Il est recommandé d'apporter une lettre du médecin qui a prescrit la cure, adressée personnellement à un médecin désigné de la station.

Le séjour à Pougues ne peut être envisagé de la même manière pour les malades proprement dits et pour ceux qui les accompagnent. Si les renseignements ci-dessous peuvent servir aux uns et aux autres, il n'en reste pas moins entendu que, pour les malades, le médecin reste seul juge de l'emploi du temps. Le baigneur qui se soigne a sa journée prise en grande partie par les prescriptions médicales ou hygiéniques. Mais il a quelques loisirs l'après-midi et certaines distractions sont généralement permises. Il est même assez rare qu'il soit formellement interdit de couper la cure par une après-midi d'excursions par semaine ou par quinzaine.

Un mot à propos de deux catégories de baigneurs qui manifestent, à chaque saison, des tendances extrêmes. L'une se confine à l'hôtel, sans nécessité parfois et ne veut pas ou ne sait pas profiter d'une villégiature vraiment délicieuse. L'autre comprenant des baigneurs plus gais ou à l'esprit curieux, exagère les plaisirs et les excursions. La première catégorie peut emporter une impression maussade et injustifiée du séjour à Pougues puisqu'elle n'en bénéficie pas comme il conviendrait. La seconde sacrifie trop volontiers les soins essentiels au charme de la région. Il suffira de réfléchir un peu pour trouver la note juste. Et alors, sans avoir connu ni l'ennui, ni la fatigue, on aura su tirer le meilleur parti des ressources locales. « Si, écrit Lemanski, la vie tapageuse, trop débordante et trop luxueuse, déplaçant l'étiage social, créant plus d'illusions que de tranquillité, plaît à certains, d'autres aiment et recherchent de reposantes distractions, de calmes diversions et leur santé en bénéficie largement ». Pougues est une station de famille, c'est entendu, mais personne n'y est ennemi des plaisirs de la bonne société : tennis, jeux, musique trois fois par jour, réunions à l'hôtel, promenades en commun, casino, théâtre, etc.

Pougues est à 241 kilomètres de Paris, sur la ligne de Paris à Nîmes, sur la grande route de Paris à Antibes, à 12 kilomètres de Nevers. La station se trouve ainsi en relations faciles avec la capitale et les stations thermales et climatiques du Centre et du Midi. Les express s'y arrêtent tous. De nouveaux trains mettent en rapport nos stations du Centre avec les ports de l'Ouest et avec nos provinces reconquises de l'Est.

L'aspect du pays est vallonné. La Loire passe à proximité. Grands bois. Prairies d'élevage. Altitude idéale n'entraînant pas les brusques changements de température des pays de montagne. Orientation principale Ouest-Sud.

L'hygiène générale de la station est excellente. Les eaux de la Ville pour les usages domestiques proviennent de hauteurs avoisinantes sans culture et sont à l'abri de toute contamination.

On peut se livrer à un agréable footing dans quatre beaux parcs qui n'ont d'équivalent dans aucune autre station thermale française. Les environs immédiats sont charmants. De belles excursions s'imposent quand elles sont possibles et nous en donnons une liste bien choisie. Des services publics d'automobiles sont prévus pendant la saison.

Arrivé au terme de cette courte étude la meilleure conclusion nous est donnée par Janicot et Aimé Giron qui s'expriment ainsi « Ah ! nous courons, nous autres français à l'esprit frondeur, au naturel cosmopolite, à la badauderie frivole, nous courons chercher loin, bien loin, des contrées à admirer, à exalter, à habiter. Il serait si facile de *regarder* chez nous et autour de nous. Les étrangers le savent mieux que nous-mêmes. »

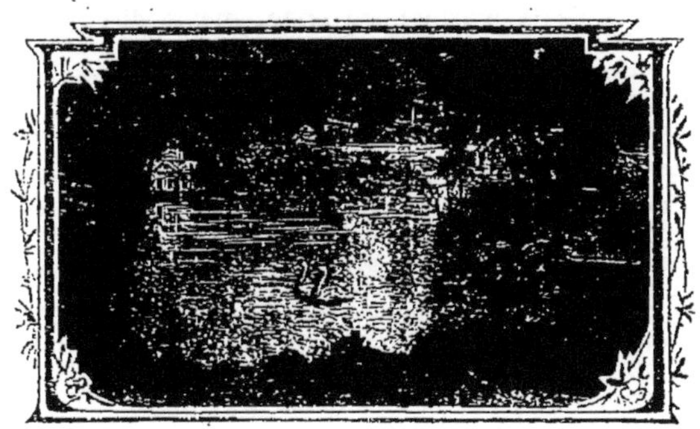

Le Lac

PROMENADES ET EXCURSIONS

Les baigneurs qui n'ont aucune disposition pour la marche pourront se contenter des environs immédiats de l'Etablissement Thermal : Bellevue, Source Alice, ou faire encore quelques promenades variées et agréables en empruntant les jolis sentiers et les petites routes qui partent de Pougues dans plusieurs directions.

La première série des promenades suivantes comporte déjà un léger entraînement à la marche ; mais elles sont accessibles au cycliste le plus médiocre.

A. Promenades ou excursions très rapprochées :

1° La Loire. Par les Morins (2 k. 6) et le Château de Soulangis (2 k.). Loire (0,100). On peut revenir par Garchizy. Grotte de la Jument.

2° Parigny-les-Vaulx (5 k.). Bizy (3 k. 5). Retour par Parigny et Satinges.

3° Le château des Coques. A l'embranchement de la route de Chaulgnes (2 k.), la Berge (1 k.), Le Petit-Charly (1 k. 2), le Chazeau (1 k. 3), les Coques (1 k.).

On peut revenir par Eugnes (qui peut faire le but d'une excursion : très belle vue sur deux vallées), Parigny (3 k.), Pougues (5 k.).

4° Château de Mimont par la ferme de Bramepain au départ. Retour par Satinges.

5° Forêt de l'Etat très importante. La Bertrange. Raveau, etc...

6° Tronsanges sur la route de la Charité et Paris. Château du Tremblay (4 k.). La colonne du Pape Pie VII (deux cents mètres). La promenade peut être allongée en passant par Le Chazeau et Charly.

7° Fourchambault (6 k.) et la Loire par Garchizy.

8° Germigny et la Loire (7 k.).

B. Promenades un peu plus longues :

9° Poiseux. La Fontaine des Fées. Manoir de Poisson par Parigny, Bizy (la Nièvre et château de Bizy), Guérigny, etc., ou encore Frasnay-les-Chanoines, Saint-Aubin-les-Forges, retour par Poiseux et Guérigny (ateliers de la marine), ou enfin, même direction, Château de Prunevaux, Nolay, la vallée de Rigny. Ces trois promenades exigent déjà la bicyclette ou, à pied, il faut être bon marcheur et disposer d'assez de temps. De même pour les promenades 10, 11 et 12.

10° Direction d'Urzy. Bois, branches de la Nièvre.

11° et 12° On peut se rendre à Nevers et à La Charité en chemin de fer. Faibles distances pour un bon cycliste (11 et 13 kilomètres).

Deux routes pour se rendre à Nevers, l'une, la route nationale est accidentée et l'autre un peu plus coulante (1 ou 2 k. de plus) passe par Fourchambault.

A voir à Nevers : le parc, la préfecture, la porte de Paris (1746, en mémoire de la victoire de Fontenay), les églises Saint-Pierre et Saint-Etienne, la cathédrale (XIII° siècle), le palais ducal du XV° siècle (Palais de Justice, le musée des faïences, l'Hôtel de Ville, la rue du Commerce).

La Charité ; par la route, 13 k. Château du Tremblay (4 k.), la colonne du Pape Pie VII à Tronsanges, le château de la Marche.

Voir l'église (mélange de roman et de gothique), les ponts, les tours des anciens remparts (propriété du docteur Dumont).

C. Excursions qui exigent une interruption du traitement d'un ou deux jours :

Avec l'automobile, il est possible à la rigueur de visiter Bourges, Le Guétin et le Bec d'Allier en ne supprimant que le traitement de l'après-midi.

On ne doit pas quitter la région si l'occasion d'y revenir paraît éloignée ou douteuse, sans consacrer une ou deux journées à la visite du Morvan. Excursion d'un gros intérêt historique ; région extrêmement pittoresque. Suivant le temps dont on dispose, il faut voir en partie ou totalité la vallée de la Cure, le lac des Settons (403 hectares), Autun, Vézelay, Lormes, Château de Chastellux, Avallon, Château-Chinon, etc.

Arcy-sur-Cure : les grottes d'Arcy, une des curiosités les plus remarquables du Centre. Voir aussi les Grottes du Trilobite, de Saint-Moré et de Voutenay ; Arnay-le-Duc, manoir de Sully, xvie siècle ; Autun (le rêve des excursionnistes !) doyenne des villes de France, ancienne capitale de la Gaule ; monuments anciens. Avallon : remarquable terrasse de remparts, etc., etc. Chastellux : viaduc moderne, la cure à 45 mètres de profondeur, château féodal partiellement du xie siècle, un des coins les plus jolis du monde.

Il serait d'autant plus impardonnable, à moins d'impossibilité absolue, de négliger ces belles excursions que, dans ces régions s'est joué à plusieurs reprises, le sort de la France et de la civilisation.

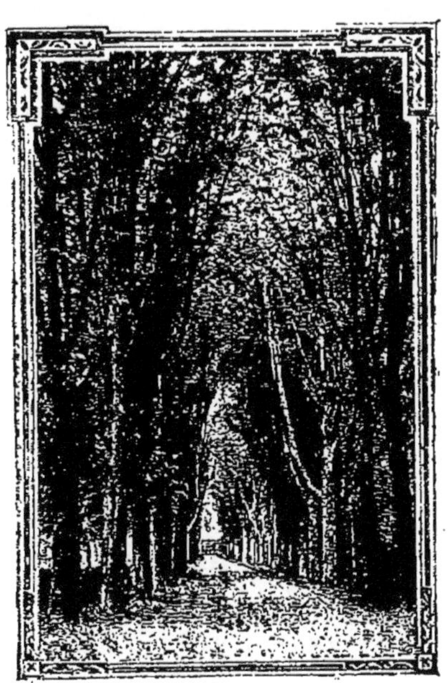

L'Allée des Soupirs

Renseignements donnés par la Compagnie des Eaux Minérales de Pougues

SAISON THERMALE

La saison thermale commence le 1ᵉʳ juin pour se terminer le 30 septembre.

L'Etablissement est ouvert :
le matin de 7 h. à 10 h. 3/4 ;
le soir de 3 h. à 5 h. 3/4.

TARIFS

FORFAIT DE TRAITEMENT. — Forfait de traitement pour 25 jours, buvette, bains et douches (linge compris), un mode quelconque de traitement ne peut être employé par l'abonné qu'une seule fois dans la même journée.. 125 fr.

BUVETTE ET PARC. — Abonnement pour 25 jours (verre compris) donnant droit à l'accès du parc, à l'usage des buvettes et à la circulation dans les propriétés et dépendances de la Compagnie et aux chaises pendant et en dehors des heures de musique...... 30 fr.

BAINS	Bain entier	4 00
	Bain avec douche interne	4 50
	Bain sans linge	3 00
	Bain de siège à eau courante avec douche interne de 10 minutes	5 00
	Bain de siège à eau courante de 10 minutes	4 50
	Bain de siège à eau dormante avec douche interne	4 00
	Bain de siège à eau dormante	2 75
	Bain pour enfants	2 00
	Bain C°2	7 00
DOUCHES	Douche interne pure ou entéroclyse	3 50
	Douche ascendante pure	2 00
	Douche sans linge	2 25
	Douche entière	4 00
LINGE.	Serviette	0 30
	Peignoir toile	0 75
	Peignoir laine	1 00
	Peignoir flanelle, location pour une saison	10 00
	Fond de bain	1 50
MASSAGES		6 00

MÉDECINS CONSULTANTS

MM. les docteurs

HYVERT (Roger), du 1ᵉʳ juin au 30 septembre.
MESLIER   »   »   »
LOCHELONGUE (Laboratoire).
LÉLU
RENARD } Médecins de la localité.

PHARMACIEN

M. le docteur Fischer, rue de Paris.

CASINO

Les services du Casino comprennent le Théâtre, un Salon de lecture et de correspondance, un Cercle et un Salon de jeux.

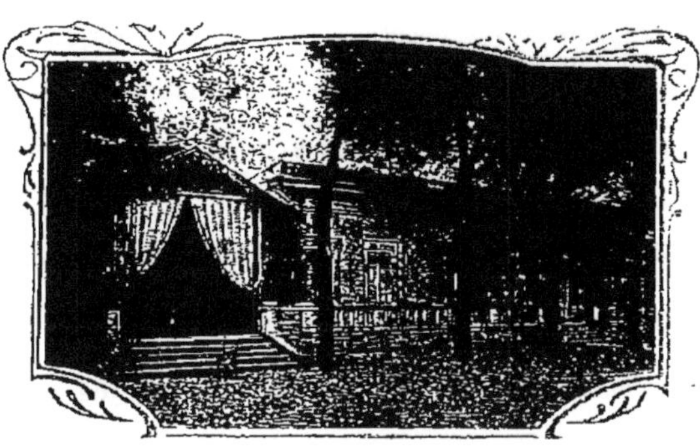

Le Casino

Un Café-glacier, Restaurant avec terrasse sur le Parc, complète les services du Casino.

Poste (3 courriers par jour), Télégraphe, Téléphone.

CULTES

Culte Catholique. M. l'abbé Dasse, curé doyen. Services religieux à l'église paroissiale.

Culte Protestant. — M. Alcais, pasteur à Nevers. Services religieux au temple de Nevers, 8, avenue Marceau, tous les dimanches à 10 h. $\frac{1}{2}$, sauf le dernier dimanche du mois.

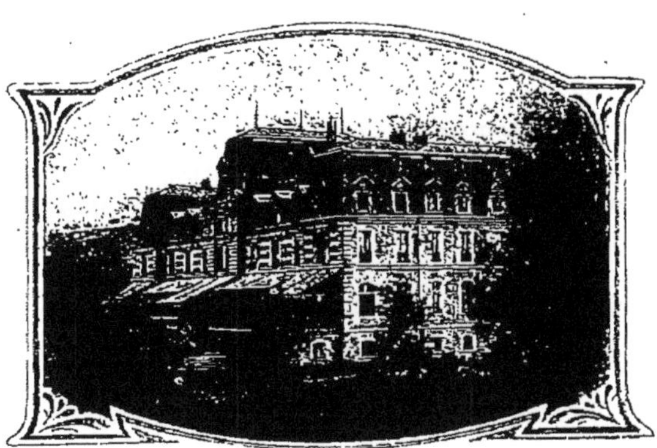

Le Splendid-Hôtel

HOTELS

Splendid Hôtel. — Propriété de la Cie des Eaux de Pougues, situé dans le parc de l'Etablissement thermal. Le *Splendid-Hôtel*, propriété de la Cie, a été remis entièrement à neuf pour la saison de 1921. Sa situation dans le parc de l'Etablissement thermal, près du service hydrothérapique, près du Casino, son installation moderne, ses chambres et appartements avec salles de bains, sa clientèle choisie le placent au premier rang des hôtels de Pougues. On y reçoit : 1° Les malades en traitement (tables de régime) ; 2° Les personnes qui viennent simplement se reposer à Pougues ; 3° La foule des touristes qui, empruntant la Route Nationale pour se rendre aux grandes stations du Centre et du Midi, ont pris l'habitude de s'y arrêter. Ces deux dernières catégories de voyageurs sont assurées de trouver au *Splendid-Hôtel* une cuisine et une cave de premier ordre.

Hôtel du Parc. — M. Raquillet, propriétaire, situé à l'entrée du parc de l'Etablissement.

Grand Hôtel. — M. Leclerc, propriétaire, situé en face du parc Chevallier.

Hôtel Saint-Léger. — M. Guittard, propriétaire, situé en bordure du parc Chevallier.

Hôtel du Chalet. — M. Gauvin, propriétaire, situé avenue de la Gare.

Hôtel du Centre. — M. Cottard, propriétaire, Route Nationale, ouvert toute l'année.

Hôtel du Mont-Givre. — Mme Sérus.

Restaurant Toulon.

VILLAS ET APPARTEMENTS MEUBLÉS — MAISONS DE FAMILLE

APPROVISIONNEMENTS

POUGUES est approvisionné par des fournisseurs de premier ordre et par un marché qui se tient le jeudi matin sur la place de la Mairie.

L'étranger trouve dans la ville tout ce qui est nécessaire à son alimentation.

L'eau pour les usages domestiques est fournie par de nombreuses sources situées sur les hauteurs avoisinantes, et à l'abri de toute contamination.

Pour tous renseignements :

S'adresser à l'Etablissement Thermal à Pougues (Nièvre), ou à la Cie des Eaux Minérales de Pougues, 15 et 17, rue Auber, Paris.

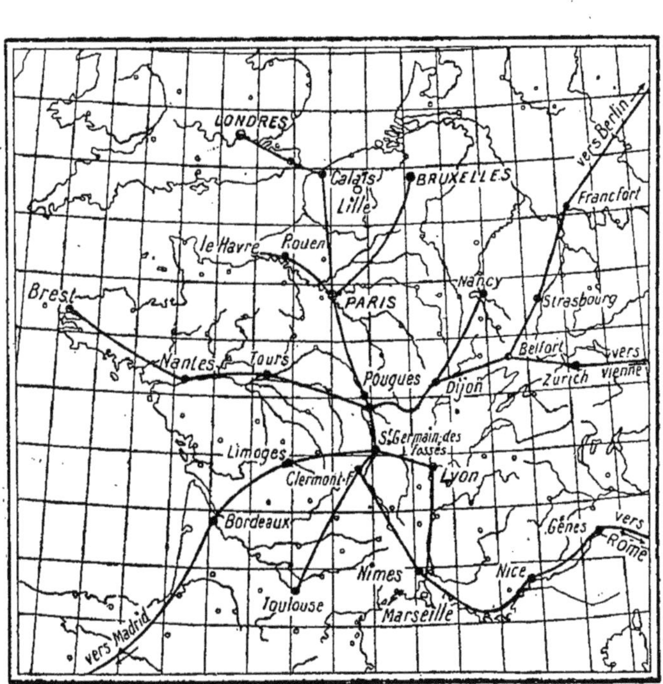

LONDRES
vers Berlin
Calais
BRUXELLES
Lille
Francfort
le Havre
Rouen
Nancy
Brest
PARIS
Strasbourg
Belfort
vers
Nantes
Tours
Zurich
vienne
Pougues
Dijon
St Germain-des
fosses
Limoges
Lyon
Clermont-f.
Bordeaux
Gênes
vers
Rome
Nimes
Nice
Toulouse
Marseille
vers Madrid